*124*

# De l'Hystérie

## à forme d'Épilepsie partielle

et

## Épilepsie jacksonnienne

### chez une Hystérique

## DIAGNOSTIC DIFFÉRENTIEL

MONTPELLIER

G. Firmin, Montane et Sicardi

# DE L'HYSTÉRIE

## A FORME

## D'ÉPILEPSIE PARTIELLE ET EPILEPSIE JACKSONIENNE

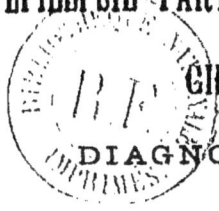

## CHEZ UNE HYSTÉRIQUE

## DIAGNOSTIC DIFFÉRENTIEL

PAR

## Paul GUICHARD

DOCTEUR EN MÉDECINE

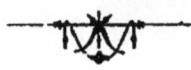

MONTPELLIER

IMPRIMERIE G. FIRMIN, MONTANE ET SICARDI

Rue Ferdinand-Fabre et Quai du Verdanson

—

1908

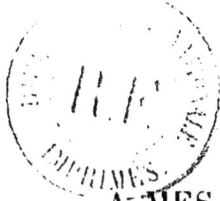

A MES PARENTS

A MADAME MATHIEU

P. GUICHARD.

A MON PRÉSIDENT DE THÈSE

# MONSIEUR LE PROFESSEUR GRASSET

P. GUICHARD.

# DE L'HYSTÉRIE

## EN FORME

## D'ÉPILEPSIE PARTIELLE ET ÉPILEPSIE JACKSONIENNE

### CHEZ UNE HYSTÉRIQUE

### DIAGNOSTIC DIFFÉRENTIEL

## INTRODUCTION

Depuis les travaux de Charcot, de Ballet (1884) et d'un certain nombre d'autres auteurs, il est établi que l'hystérie peut simuler le syndrome de l'épilepsie jacksonienne ; aussi, dans ce travail, passant en revue les études faites sur ce sujet, nous verrons que si l'hystérie peut revêtir le masque de l'épilepsie partielle, cette affection et ce syndrome peuvent coexister indépendamment sur le même individu. Grâce à une observation due à l'obligeance de Monsieur le Professeur agrégé Gaussel, que nous remercions vivement pour la bienveillance qu'il nous a témoignée en nous confiant ce travail, nous montrerons comment, dans l'état actuel de la science, on peut poser un diagnostic différentiel. On en conçoit facilement l'importance.

Qu'un ou une hystérique soit, par exemple, victime

d'un traumatisme, et que ce malade, à la suite, ait des crises d'épilepsie partielle, il est utile que l'expert, en pareille circonstance, n'attribue à l'hystérie que ce qui lui revient.

D'autre part, en envisageant le même cas, il faudra se rendre compte si cette épilepsie survenue chez l'hystérique relève de désordres anatomiques traumatiques, de telle manière que l'on sache si l'on doit réclamer les ressources de la thérapeutique chirurgicale.

## ACCÈS D'ÉPILEPSIE JACKSONIENNE [1]

Chez un sujet porteur d'une lésion irritative de l'écorce grise (corps étrangers, pachyméningite, foyer de péri-encéphalite, ramollissement avec zone d'inflammation périphérique, etc.), on voit survenir, quelquefois, des accès convulsifs où se succèdent deux phases : l'une tonique, courte, en quelque sorte, tétaniforme ; l'autre, plus longue, clonique, constituée par des secousses. Au début, le spasme tonique et même les spasmes cloniques, ne se manifestent que dans une masse musculaire limitée, puis, plus ou moins rapidement, les convulsions gagnent les parties voisines. Les pathologistes décrivent trois types : le type facial, brachial et crural.

*Type facial.* — La caractéristique du type étant la localisation primordiale du spasme, c'est par la face et le cou, que les convulsions commencent. Tantôt c'est la commissure des lèvres qui s'élève, tantôt c'est le globe oculaire qui se porte en haut et en dehors, tantôt c'est un muscle mentonnier qui plisse le tégument sus-jacent ; la tête,

---

(1) Pour la rédaction de ce chapitre nous nous sommes fortement inspiré de l'article de M. le professeur Brissaud du Traité de médecine Bouchard et Brissaud.

presque aussitôt, se tourne en se renversant du côté où la contraction spasmodique a débuté. Les mâchoires, serrées par une action violente et unilatérale des masticateurs, compriment la langue entre les arcades dentaires ; à travers l'hiatus des lèvres soulevées par les muscles zygomatiques, s'écoule presque instantanément une salive mousseuse et sanguinolente. Les paupières largement écartées, laissent voir, d'abord, la rotation du globe oculaire, puis elles s'animent de battements plus ou moins précipités, les muscles du cou impriment à la tête des mouvements cloniques de latéralité ; l'épaule, du même côté, s'élève, puis le coude, l'avant-bras se tordent en pronation forcée, les doigts se ferment, et, en moins de quelques secondes, le même spasme qui agitait les muscles du visage, anime maintenant ceux de tout le membre supérieur. Comme une onde qui s'avance, la contraction tonique atteint les muscles du tronc ; le thorax est attiré latéralement vers le bassin, la cuisse et la jambe se raidissent en extension, le pied se porte en dedans et en bas dans l'attitude du varus équin. Ici les secousses apparaissent presque aussitôt que le membre a commencé à entrer en contracture.

Telle est la marche du spasme dans le type facial de l'épilepsie jacksonienne, lorsque ce spasme ne reste pas cantonné dans les muscles du visage et du cou. On a cru, d'abord, que le centre de propagation convulsive dans le type facial était la bouche, c'est-à-dire le groupe musculaire des lèvres et de la langue. Il est vrai que les choses se passent ainsi le plus souvent ; mais la première contraction peut apparaître aux muscles de l'œil, aux muscles masséters et même aux muscles extrinsèques de l'oreille (Charcot).

*Type brachial.* — C'est par l'extrémité du membre supérieur que le spasme débute : le pouce s'applique dans la paume de la main, et les quatre autres doigts fermés l'y maintiennent. Le poignet se tourne en pronation, le coude s'élève, tous les segments du membre se fléchissent les uns sur les autres et presque immédiatement les secousses apparaissent. Si les choses n'en restent pas là, c'est la face qui est envahie ensuite ; la propagation se fait par l'épaule et les muscles du cou. Le membre inférieur est pris en dernier lieu. A la face et au membre inférieur, la forme des convulsions est d'ailleurs la même que lorsque l'attaque commence par la face. Le type brachial est le plus commun.

*Type crural.* — Celui-ci, le plus rare, présente comme caractère le plus constant la flexion ou l'extension du gros orteil, dès le début de la crise. C'est de là que part l'onde convulsive pour se propager de bas en haut, à la jambe, à la cuisse, au tronc, au bras, au cou, enfin à la face. L'attitude est toujours à peu près la même : c'est celle qui résulte de l'extension de tous les segments du membre les uns sur les autres, avec flexion ou extension des orteils sur le pied. Dans ce dernier type, la période tonique est de courte durée : elle manque même totalement dans un grand nombre de cas.

La généralisation des convulsions de l'épilepsie partielle n'est pas très fréquente. Dans l'épilepsie partielle provoquée, et spécialement dans le type facial, lorsque la crise se géné...ise, le spasme envahit d'abord le membre supérieur, puis le membre inférieur du même côté ; de là, elle se propage au membre inférieur du côté opposé, ensuite au membre supérieur, enfin, à la face, décrivant ainsi en quelque sorte un circuit complet. Il s'en faut que les choses se passent toujours ainsi en clinique humaine, aussi voici ce qu'on peut dire en général : quand le spasme tonique ou clonique, au lieu de rester limité à une moitié du corps, gagne le côté opposé, l'ordre d'envahissement est qualifié de symétrique ou homologue, il n'y a rien à ajouter à cela, sinon que le synchronisme n'est pas parfait entre la convulsion d'une moitié de la face, par exemple, et celle de l'autre moitié. Mais la différence de temps est souvent insignifiante.

Dans toutes les crises partielles ou généralisées, le clonisme consiste au total en une série de vibrations plus ou moins rapides, de secousses dissociées, qui s'espacent de plus en plus à mesure que l'attaque approche de sa fin.

La dissociation des secousses qui caractérise la phase clonique témoigne tout simplement d'une intensité de décharges moins énergiques.

La crise d'épilepsie jacksonienne peut, conformément à ce qui précède, consister seulement dans une manifestation motrice convulsive. La règle générale est toutefois qu'il s'y ajoute une série de phénomènes sensitivo-sensoriels ou vaso-moteurs, que nous allons maintenant passer en revue.

On désigne sous le nom d'aura un avertissement passager, fugitif comme un souffle qui précède le plus souvent les crises et qui, chez un même sujet, est presque toujours le même pour chaque crise. Cet avertissement est tantôt un mouvement involontaire et en quelque sorte spontané, tantôt une hallucination, une idée, un simple souvenir ; c'est l'aura motrice, sensitive et psychique.

L'aura motrice n'est, la plupart du temps, autre chose qu'une trémulation musculaire dans une région très circonscrite, par exemple la paupière, ou au niveau de la commissure labiale ; c'est une flexion brusque du petit doigt ou du gros orteil. Le malade est prévenu ; une crise est imminente, et, de fait, elle éclate quelques instants après.

L'aura sensitive est assez souvent associée à l'aura motrice. Mais souvent aussi elle en est indépendante, variant à l'infini selon les sujets. Chez les uns, c'est une douleur, souvent céphalique, pongitive, térébrante, exactement limitée à un point constant, comme le clou hystérique. Chez les autres, c'est une morsure précordiale, une angoisse cardiaque pareille à celle de l'angine de poitrine, une angoisse viscérale, sorte de colique indéfinissable, une pénible impression de froid ou de chaleur dans une partie du corps où l'on ne constate cependant aucune modification thermique appréciable, etc. Il peut arriver qu'une douleur déchirante se fasse sentir au niveau même de la région musculaire, où le spasme va se manifester, surtout à l'extrémité des membres, dans le petit doigt, dans le gros orteil, dans le poignet, etc. Mais l'aura sensitive n'est pas forcément douloureuse ; elle peut consister en phénomènes sensoriels, visuels, auditifs, olfactifs, gustatifs : mouches volantes et scotomes, bourdonnements, odeurs de soufre ou d'hydrogène sulfuré, saveurs amères...

L'aura psychique se définit moins facilement. C'est quelquefois une hallucination de la vue ou de l'ouïe passagère, mais bien nette et susceptible d'être analysée, il n'est pas exceptionnel qu'elle se caractérise par un état d'esprit dont le sujet est incapable de rendre compte ; il se sent tout autre, il ne se reconnaît plus, lui et les siens. Cette soudaine transformation de sa personnalité en fait un être sinon inconscient, du moins irresponsable et, au demeurant, capable de se livrer à des actes impulsifs dont il ne garde qu'un souvenir confus.

Ce n'est pas seulement une simple altération de la conscience qui existe, mais il s'agit le plus souvent d'une suppression entière. Le malade perd connaissance, dans l'immense majorité des cas, dès que les convulsions intéressent les muscles de la face et, en particulier, des yeux, c'est-à-dire lorsque les globes oculaires se convulsent en haut et en dehors vers l'angle supérieur de l'orbite.

Trois éventualités sont donc à envisager : le sujet n'assiste qu'au début de la crise, qui lui est annoncée par l'aura ; puis, il perd connaissance et tombe, pour ne reprendre connaissance que lorsque les convulsions ont cessé ; le sujet reste dans le vague, ne voit, n'entend, ne perçoit qu'obscurément ; il n'a qu'une notion confuse de son moi ; cet état, qui très souvent fait suite à une aura psychique, peut primer en importance les convulsions elles-mêmes et entraîner les actes les plus graves, en dehors de toute responsabilité ; ou bien le sujet voit se dérouler la crise depuis l'aura initiale jusqu'à la dernière secousse musculaire ; non seulement il la voit, mais il la sent, et peut lui-même la raconter. Rarement, en pareil cas, les muscles de la face sont intéressés.

Les troubles de la sensibilité générale et spéciale sont à peu près constants. Tous les sens sont émoussés après les crises, en particulier du côté où les spasmes commencent.

L'appareil nerveux du grand sympathique participe ordinairement à la crise, lorsque les convulsions se généralisent. Le premier phénomène notable est un spasme des muscles vasculaires qui se traduit par une pâleur soudaine de la face. Celle-ci dure quelques secondes, c'est-à-dire à peu près le même temps que les convulsions toniques. Elle est brusquement remplacée par une rougeur intense, quelquefois cyanique, qu'il est permis d'attribuer en partie au spasme du diaphragme et qui rappelle l'aspect asphyxique. Le thorax, en effet, se contracte en expiration, bien que les mouvements ne soient pas totalement suspendus pendant la période tonique. Les muscles de la poitrine et de l'abdomen sont dans un état de « tétanos à vibrations ». Mais en dehors de la tension du diaphragme, on doit assimiler la congestion du visage à la rougeur papillaire qui suit l'attaque et qui remplace brusquement la pâleur rétinienne coïncidant avec le spasme initial.

La pupille elle-même peut être largement dilatée ; ce fait se rencontre dans les formes généralisées, et certains auteurs (François Franck) l'ont considéré comme un signe précis de l'état épileptique même sans convulsions extérieures.

La sécrétion salivaire, le plus souvent unilatérale et toujours du côté des muscles convulsés, relève d'un trouble vaso-sécrétoire. Albertoni a fait voir que la salivation n'est pas un simple phènomène d'excrétion, mais un phénomène de sécrétion. Or, comme il est certain que l'irritation corticale détermine une sécrétion exagérée de la salive des deux côtés, il faut admettre que, dans l'épilepsie partielle, unilatérale ou hémiplégique, l'action des muscles convulsés exerce une influence mécanique et vaso-sécrétoire sur les glandes du côté malade.

Pendant la crise, et plus fréquemment vers la fin, le malade laisse échapper ses urines, en quantité parfois très abondante. Cela conduit à admettre non seulement un relâchement du sphincter, mais une contraction du muscle vésical lui-même.

Pour ce qui concerne les effets circulatoires, on admet avec François Franck, que dans les grandes attaques complètes, successivement toniques et cloniques, le cœur se ralentit pendant la phase tonique et s'accélère pendant la phase clonique. La pression subit des variations qui diffèrent suivant l'état du cœur ; elle s'abaisse plus ou moins si le cœur est ralenti notablement, mais conserve souvent sa valeur et même la dépasse, malgré un certain ralentissement cardiaque, si le spasme vaso-moteur est suffisant pour contrebalancer les effets dépresseurs du ralentissement. Elle s'élève souvent très haut pendant l'accélération cardiaque qui accompagne les convulsions cloniques.

Lorsque la perte de connaissance est absolue, le malade reste immobile, après les spasmes de la fin, dans une résolution complète ; il respire bruyamment, c'est la période de stertor. Puis la conscience renaît, on assiste à un vrai réveil.

Il peut arriver que les crises ne se terminent pas toujours d'une manière aussi favorable. Chez certains, l' « abrutissement » dure plusieurs jours, d'autres ont une aphasie transitoire, d'autres une hémianopsie, d'autres une excitation cérébrale avec hallucinations violentes et délire furieux, d'autres enfin des paralysies véritables.

Les paralysies postépileptiques caractérisées par une perte partielle ou totale de la fonction motrice volontaire dans les groupes musculaires ou les membres que les convulsions ont intéressés au maximum, sont plus communes aux membres qu'à la face, et elles présentent leur plus grande fréquence au membre supérieur. Hémiplégies ou monoplégies sont toujours flaccides et exclusivement motrices.

Ces paralysies postépileptiques ne persistent guère au-delà de quelques jours.

Si les accès se suivent sans interruption, les accès remplaçant les accès sans rémission, l'état de mal est constitué, et en admettant que le malade survive, l'affaiblissement intellectuel devient plus notable, et la déchéance lente aboutit presque fatalement à la démence définitive.

Pour être complet, nous signalerons ces crises exclusivement toniques caractérisées par des contractures. Dans cette forme étudiée par Charcot, la face est pâle, le cou se raidit, le bras s'étend, l'avant-bras est en pronation forcée et la main tordue à angle droit sur l'avant-bras s'applique sur la région dorso-lombaire ; la conscience restant intacte, le spasme se prolonge six à huit minutes.

Nous terminerons ce tableau de l'épilepsie jacksonienne par les variétés exclusivement sensitives qui sont représentées par la persistance de l'aura, alors que les phénomènes convulsifs sont si insignifiants qu'ils passent inaperçus. D'autres formes douloureuses, purement subjectives et qui relèvent encore des variétés sensitives, se manifesteront par la migraine simple ou la migraine ophtalmique.

# FORMES CONVULSIVES DE L'HYSTÉRIE

Les formes frustes de la crise hystérique, celles qui, dans la pratique, soulèvent parfois de sérieuses difficultés de diagnostic, sont celles où la crise semble être représentée uniquement par la première période ou période épileptoïde de la grande attaque : après les manifestations de l'aura, les convulsions éclatent généralisées. Souvent même, au milieu de la phase résolutive, un nouvel accès convulsif apparaît ; les accès se succèdent dans certains cas durant des heures, des jours, de manière à simuler un véritable état de mal épileptique. L'attaque hystérique, isolée ou évoluant par séries, pourrait sous cette forme, être confondue avec l'accès d'épilepsie vraie, l'aura hystérique atténuée passant inaperçue du malade, et le diagnostic se trouve encore compliqué par le fait que, quelquefois, des sensations subjectives entièrement semblables à celles qui constituent l'aura hystérique précèdent l'accès comitial. Aussi, M. Ballet pense que dans certains cas, on ne devra affirmer la nature des attaques qu'après une longue période d'attente et d'observation.

Mais ce qui nous intéresse plus particulièrement, c'est lorsque les convulsions hystériques se localisent, soit dans un membre, soit dans un seul côté du corps, de manière à simuler l'épilepsie partielle. Des faits de cet ordre ont été relevés par MM. Ballet et Crespin (1884), Ghilarducci, Bardol (1892-1893), Charcot (*Leçons sur les maladies du système nerveux*), Legrand du Saulle (Société médico-psychologique, 29 octobre 1883). Huchard, vers 1883, signale aussi cette forme de l'hystérie, qui est observée à la même époque par M. E. Brissaud, dans le service de M. Jaccoud, et longtemps auparavant, Itard, dans un mémoire sur quelques fonctions involontaires des appareils de la locomotion, de la préhension et de la voix (1825), raconte l'histoire très détaillée d'un malade, qui actuellement nous paraît bien être celle d'un hystérique chez qui la névrose simulait l'épilepsie partielle.

L'observation suivante est un type d'hystérie à forme d'epilepsie jacksonienne crurale.

### OBSERVATION PREMIÈRE.

(Travail de la clinique de M. le professeur Charcot. — Notes cliniques recueillies par M. le docteur Ghilarducci de Fivizzano (Italie); Archives de neurologie, novembre 1892.)

Bar..., âgé de 17 ans, de Limoges, entre le 3 juin à la Salpêtrière (service de M. le professeur Charcot).

*Antécédents de famille.* — Son père mourut à l'âge de 45 ans, après une maladie de deux mois sur laquelle on ne peut pas avoir de renseignements précis. Sa mère vit et jouit d'une très bonne santé. Ses aïeux sont morts à un âge très avancé ; il a un frère de 19 ans, un peu irritable. La sœur, âgée de 22 ans, est très bien portante. De ses parents, aucun ne souffre de maladies nerveuses.

*Antécédents personnels..* — Dès sa première enfance, B... a exercé le métier de saltimbanque avec sa famille. A

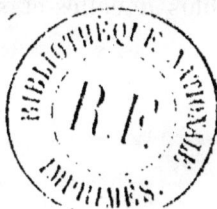

cause de son métier, il est tombé très fréquemment de hauteurs parfois considérables en frappant de la tête : à dix ans, il tomba sur son bras droit en se luxant l'épaule, laquelle fut remise à sa place immédiatement ; ni de cette chute ni des autres, il ne s'ensuivit pas d'autres conséquences.

Malgré la dureté de son métier de vagabond, B... a toujours joui d'une bonne santé jusqu'à l'âge de 13 ans. À cette époque, il se trouvait un jour sur la place publique pendant qu'un orage très fort éclatait ; la foudre tomba près de lui, B... fut tellement effrayé qu'il perdit connaissance et tomba à terre. Dans cet état d'inconscience qui dura quelques minutes, il ne se mordit pas et n'urina pas sous lui. Lorsqu'il revint à lui, il était simplement un peu étourdi ; son étourdissement se dissipa bientôt et pour un an, il n'eut à souffrir d'aucun trouble digne d'être remarqué. Un an après son premier accident, sa maladie actuelle se manifesta de la façon suivante. Une nuit, tandis qu'il dormait profondément, la scène de la foudre se présenta à son esprit ; très effrayé, il se réveilla en sursaut avec une très violente angoisse précordiale. Il ressentit au mollet de la jambe gauche une crampe très douloureuse, une sensation de froid qui envahit très rapidement la partie gauche de son corps ; la jambe se raidit en extension et fut soulevée au-dessus du lit ; le bras en extension et en forte adduction se leva au-dessus du niveau de l'horizontale ; l'angle labié gauche s'étira en dehors; après, les deux membres successivement furent pris de convulsions cloniques très rapides qui commencèrent par la jambe et qui respectèrent les muscles de la face et les yeux. Après quelques minutes, la crise prit fin, en laissant B... très fatigué.

Des attaques semblables à celles-ci se répétèrent pendant trois mois tous les huit ou dix jours, en se présentant le matin ordinairement vers les cinq heures ; après, ils survinrent même pendant le jour. Trois fois C... tomba devant le public. Effrayé par ces attaques, qui augmentaient de fréquence, son état physique et moral se troubla ; six mois après, au commencement de la maladie, il fut obligé d'interrompre son métier. Soumis à un traitement hydrothérapique, il s'en trouva bien ; les crises nerveuses s'arrêtèrent, et B... parut guéri. Au commencement de 1890, il reprit son travail. Mais les affaires allaient mal pour la petite troupe ; B... s'alimente mal et dort peu ; ainsi, après quatre mois d'accalmie, les convulsions reprennent avec une intensité plus grande ; dans une journée, il présente vingt-huit attaques convulsives ; il entre alors à la Salpêtrière ; il y reste trois mois, soigné par des douches et du bromure ; il en sort guéri. Il reprend son métier ; après huit mois de bonne santé, une nouvelle crise d'attaques se présente ; il rentre alors, pour la deuxième fois à la Salpêtrière, en janvier 1891 ; il en sort en bonne santé le 11 février. Au commencement d'avril, nouvelle série d'attaques. Il rentre à la Charité, où on le traite par l'hypnose. Sorti de la Charité, il se trouve bien jusqu'au 29 mai ; ce jour-là, à cinq heures du matin, une de ses attaques le prit. A la fin de l'attaque, le bras et la jambe gauche étaient complètement paralysés; le mouvement le plus léger, même avec le doigt, est impossible ; le bras pend, flasque, le long du corps ; la jambe gît dans le lit comme une masse inerte. Les plus fortes excitations, comme les brûlures, les sinapismes appliqués sur la peau, ne sont pas ressentis ; le sens musculaire est aboli ; B... ne sent pas ses membres. A ces attaques, s'en ajoutèrent seize à brefs intervalles dans la même journée. Après la dernière attaque, qui survint le soir à huit heures, il ressentit dans la jambe et dans le bras une sensation de chaleur ; en peu de minutes, le mouvement revint complètement dans les deux membres et C... fut en mesure de pouvoir sortir de son lit.

Le jour suivant, il eut deux attaques : une le matin à huit heures, et l'autre le soir. Elles ne furent pas suivies de paralysie.

Le troisième jour, il eut une attaque le matin à cinq heures, qui fut suivie de perte de connaissance qui dura vingt minutes. Cette attaque ne fut pas suivie non plus de paralysie des membres. Le fait d'avoir perdu connaissance, ce qui lui arrivait pour la première fois depuis l'accident de la foudre, effraya beaucoup B... ; le jour suivant, il entra à la Salpêtrière.

*Examen objectif* (pratiqué le 4 juin 1892). — B... est un garçon pâle et maigre ; il a l'apparence d'un enfant de douze ans, tandis qu'il en a dix-sept. Il a le crâne très développé, le cou long et maigre, les yeux vifs et intelligents. Dans l'ensemble, il ne donne pas l'impression d'une santé très bonne.

*Sensibilité*. — La sensibilité à la douleur tactile et thermique est abolie complètement dans toute la moitié gauche du corps ; on n'obtient pas de sensation de chaleur avec le thermo-esthésiomètre chauffé à 60 degrés. L'anesthésie est profonde : on peut tordre les articulations sans que B... montre de la souffrance. Le sens musculaire est absent. B... ignore absolument les diverses positions imprimées à ses membres gauches. Les conjonctives et le pharynx sont insensibles des deux côtés. Le goût et l'odorat sont abolis complètement. Leur abolition est bilatérale.

*Appareil de la vision*. — Il y a à gauche un rétrécissement concentrique du champ visuel à 40 degrés. La percep-

tion chromatique est affaiblie. La perception du violet est
abolie complètement. Le contraste qui existe entre les deux
côtés est frappant : tandis qu'avec l'œil droit il reconnaît
rapidement les plus légères gradations de toutes les couleurs, le violet compris, du côté gauche, il donne un juge-
ment exact seulement sur les gradations d'intensité
moyenne, et encore avec beaucoup de peine. Il appelle le
violet noir ou bleu.

L'acuité visuelle est normale. Pas de micropsie, de macropsie, de polyopsie monoculaires. Les pupilles réagissent
très bien à la lumière et à l'accommodation. Les mouvements des globes oculaires sont moraux dans toutes les directions.

*Motilité.* — La démarche, la station debout ne présentent aucune anomalie. Le signe de Romberg est absent. La force musculaire est presque égale des deux côtés ; l'index dynamométrique marque 25 à la main droite,
23 à la main gauche.

*Réflexes.* — Sont absents les réflexes du poignet, le
clonus du pied, le réflexe conjonctival et le réflexe pha-
ryngien des deux côtés. La réflexe olécrânien est absent à
gauche, très faible à droite ; le réflexe abdominal, cré-
mastérique, et les patellaires sont bien développés des
deux côtés.

B... est resté à la Salpêtrière jusqu'aux premiers jours
de juillet. Dans cette période, il a présenté des attaques
en tout semblables aux dernières. Il est à remarquer que
ces attaques lui survinrent dans deux nuits successives à
des journées passées par B... dans sa famille. Dans ces
attaques, pendant la phase comateuse, ses voisins de lit
ont entendu qu'il criait : Maman ! Maman ! La sensibilité ne s'est pas modifiée notablement. Les considéra-

tions générales, au contraire, se sont améliorées considérablement.

## Observation II

*In Archives de neurologie, septembre 1884. Des attaques d'hystérie à forme d'épilepsie partielle (étude d'une nouvelle variété d'état de mal épileptique), par le Docteur Gilbert Ballet et Gaston Crespin.*

Fore... (Camille), 18 ans. Les renseignements que la malade nous fournit sur ses antécédents héréditaires ou personnels sont peu circonstanciés. La mère de Fore... a été atteinte de paralysie des membres (?) à la suite de couches. Son père est d'un caractère très violent. La malade a perdu plusieurs sœurs en bas âge ; un de ses frères serait mort de méningite.

L'affection actuelle a débuté à l'âge de 17 ans. A cette époque, à la suite d'une vive contrariété F... eut une attaque avec perte de connaissance. Cette attaque se serait accompagnée de paralysie du bras gauche. Les attaques se sont reproduites à plusieurs reprises. De plus, F... est de temps en temps affectée de toux hystérique. Elle dit qu'elle « fait alors comme un chien qui aboie ». Cette toux persiste parfois des journées entières. La malade entre à la Salpêtrière, dans le service de M. Charcot, en janvier 1883.

Nous ne constatons pas chez elle les symptômes permanents habituels de l'hystérie.. La sensibilité générale (au tact, à la douleur, à la température) est conservée des deux côtés du corps. Il n'y a pas de troubles marqués de la sensibilité spéciale. Pas de zones douloureuses ou hystérogènes. Toutefois, la malade se plaint d'éprouver entre les deux épaules un sentiment de fatigue. Le système vaso-moteur est un peu affecté. Il suffit, en effet, d'exercer avec les doigts une faible pression pour déterminer de la rougeur cutanée.

Malgré l'absence des signes qui révèlent d'ordinaire l'état hystérique, il n'est pas douteux que cette malade soit affectée de la névrose. Les attaques qu'à différentes reprises elle a eues depuis son entrée à l'hôpital, le démontrent suffisamment.

Nous n'avons jamais été témoin de ces attaques, mais nous pouvons néanmoins en tracer la description sommaire d'après les renseignements précis qui nous ont été fournis par la surveillante du service, et par les voisines de lit de Fore...

Ces attaques ne se ressemblent pas toutes. Il en existe deux variétés principales. Les premières, nettement hystériques, se caractérisent comme il suit : elles sont annoncées par des prodromes. Plusieurs heures avant sa crise, la malade se sent agacée, devient irritable. Puis se manifeste une sorte d'aura, qui consiste tantôt en une douleur occupant le milieu du crâne et se propageant des deux côtés, avec sensation de battements au niveau des points douloureux, tantôt en une simple raideur du bras gauche. A la suite de cette aura, la malade tremble, claque des dents, éprouve un sentiment de froid sur tout le corps, enfin elle perd connaissance. Alors, elle gesticule et se tord dans son lit. Parfois, elle pleure et crie, ou se met à rire. Puis elle est en proie à des hallucinations. Elle croit être en chemin de fer, voyager dans les Vosges. Elle veut aller chez sa mère, s'imagine être en voiture, fouette le cheval ; ou bien elle aperçoit des araignées noires qui descendent du plafond. Elle prononce des mots inintelligibles. Ces attaques se terminent quelquefois en dix minutes ; d'autres fois, elles se sont prolongées pendant plusieurs heures.

A diverses reprises, Foré... a eu des syncopes, soit isolées, soit consécutives aux attaques précédemment décrites.

Mais en dehors des phénomènes précédents, la malade en présente d'autres qui constituent l'intérêt de son cas au point de vue auquel nous nous plaçons ici. Elle est prise, en effet, de temps en temps, de spasmes convulsifs du membre supérieur gauche. Ces spasmes s'accusent de la façon suivante : le membre se raidit, l'avant-bras se fléchit sur le bras, puis se contourne derrière le tronc, en s'appliquant fortement contre la poitrine au point de déterminer une douleur assez vive. Presque en même temps la tête s'incline vers la droite. Dans une seule matinée, on a vu le manège du membre supérieur gauche se reproduire six fois de suite. Puis, le spasme convulsif a été remplacé par une sorte de tremblement. D'ordinaire, les convulsions du bras ne s'accompagnent pas de perte de connaissance. Mais dans quelques cas, elles sont suivies des attaques que nous avons décrites plus haut.

## OBSERVATION III

In *Archives de neurologie*, sept. 1904, Ballet et Crespin
Epilepsie jacksonienne de nature hystérique. Guérison spontanée

Marie C..., femme de ménage, âgée de 45 ans, entrée à la Pitié, salle Laënnec, n° 9, service de M. le professeur Jaccoud, le 26 novembre 1883.

Cette femme a toujours eu une santé excellente ; elle est encore très bien réglée. Le jour même de son entrée

à l'hôpital, à peine a-t-elle répondu à deux ou trois questions qu'elle est brusquement interrompue au milieu d'un
mot par une attaque convulsive. Les globes oculaires se
dirigent en haut et à gauche ; puis, la tête se tourne len-
tement du côté gauche en se renversant, les paupières
palpitent un instant et tous les muscles de la face sont
pris d'un spasme tonique accompagné de quelques petites
secousses. La moitié gauche du visage est plus énergique-
ment contractée que la moitié droite. Les mâchoires sont
serrées ; un peu d'écume salivaire coule entre les lèvres,
la coloration de la face est pâle, mais non cyanique. Ce
spasme tonique dure de cinq à six secondes ; puis le bras
gauche se porte en avant et en dehors ; l'avant-bras demi-
fléchi est dans la pronation forcée, la main hermétiquement
fermée. A peine le bras est-il entré en convulsion que les
muscles du visage sont pris de mouvements cloniques
qui prédominent à gauche, tiraillent la commissure labiale gauche, l'aile du nez, tous les traits à gauche. En
même temps, le bras s'élève par saccades, cinq ou six fois,
puis retombe flasque ; la face reprend son aspect symétrique et la respiration devient stertoreuse. Après une dou-
zaine d'inspirations profondes, la malade pousse un sou-
pir, ouvre les yeux et reprend la conversation ; elle commence par dire qu'elle a entendu ce qu'on disait pendant
sa crise, qu'elle n'est pas épileptique, qu'elle voudrait bien
parler, mais qu'elle ne le peut pas, etc. Cette crise a duré
en tout 20 à 30 secondes ; elle n'est pas douloureuse telle
qu'elle vient d'avoir lieu, elle représente son maximum
d'intensité. Jamais la jambe n'a été prise. Environ deux
minutes après ce premier accès, un second se déclare, puis
un troisième ; après quoi, la malade répond, sans être interrompue, aux questions qui lui sont adressées.

Il y a trois ans, elle était grosse de trois mois quand

la première crise a éclaté, suivie de crises identiques qui se reproduisent à intervalles variables pendant douze jours. La grossesse se termina bien ; l'enfant vient au monde bien constitué, et la mère se décida à le nourrir. Au huitième mois de la lactation, les crises réapparurent, toutes pareilles aux premières, mais cette fois elles durèrent trois semaines.

Aucune circonstance particulière ne paraît les avoir provoquées. Elles surviennent la nuit comme le jour, et la nuit, elles n'ont pas pour la malade d'autre inconvénient que de la réveiller. Depuis cette époque, elles reviennent environ toutes les cinq à huit minutes ; elles sont plus rares la nuit ; elles sont plus fréquentes quand on s'approche de la malade et qu'on l'interroge.

Jamais cette femme n'a eu d'ictus apoplectique ; jamais elle n'a éprouvé d'affaiblissement dans les membres du côté gauche. Elle n'a pas d'anesthésie ; elle a seulement une exagération notable du réflexe tendineux avec tendance à la trépidation spinale. Elle dit n'avoir éprouvé aucune maladie ; elle n'a eu, en tout cas, jamais de rhumatismes articulaires et son cœur est parfaitement normal quant à son rythme et quant à ses bruits. Dans sa jeunesse, elle était nerveuse, elle avait parfois de petites attaques de nerfs, mais qui ne ressemblaient en rien à celles d'aujourd'hui. Du reste, elle ne peut fournir de renseignements sur ce point ; elle ne se rappelle plus. Pas d'ovarie.

Dans la journée qui suit son entrée à l'hôpital, elle a des crises à tout instant ; les deux jours suivants, le nombre en est moins considérable ; toutefois, on ne le compte pas.

Du 30 novembre, elle commence à les compter, en piquant chaque fois une carte avec une épingle. Le 1er décembre, dix-huit accès diurnes (les accès nocturnes ne sont

pas marqués) ; le 2, dix-huit ; le 3, douze ; le 4, quatorze ;
le 6, seize ; le 7, vingt-huit. Ce jour-là, à la visite du soir,
une crise a lieu, qui paraît moins violente que les précé-
dentes. Le bras ne se soulève qu'à peine ; les yeux ne restent convulsés en haut et à gauche que momentanément,
et la malade peut diriger son regard tant bien que mal vers
l'objet qu'on lui indique. La tête est, enfin, moins fortement renversée, et le cou est moins raide. Cependant, les
trois phases de tonus, clonisme et de stertor persistent.

Le 8 décembre, au matin, pendant la visite, au moment
où le professeur Jaccoud s'approche d'elle, la malade est
prise d'un accès qui commence par cinq à six secousses
de hoquet, suit son cours comme d'habitude et au lieu de
se terminer par la respiration stertoreuse, aboutit à un
clonisme diaphragmatique, comme on n'en voit guère que
dans l'hystérie. Sous l'influence des contractions du diaphragme, le ventre est ballotté de bas en haut, et l'on
entend à distance le clapotement des liquides intestinaux.
Puis, la malade fond en larmes, gémit quelques instants
et est prise aussitôt d'un fou rire.

A partir de ce jour, les accès diminuent de nombre et
d'intensité, ils conservent cependant leurs premiers caractères à part l'absence du stertor terminal ; si bien que
la malade, circulant dans la salle et étant prise tout à
coup de convulsions faciales, continue à marcher comme si
elle n'avait qu'un tic unilatéral du visage. Le 15 décembre, elle quitte l'hôpital encore sujette à de petits accès
très rares et tout au plus gênants.

Aucune médication n'a été entreprise. Il n'y avait à
soupçonner ni la syphilis, ni l'alcoolisme, ni le saturnisme,
ni une lésion corticale du cerveau, et encore moins l'épilepsie. Le diagnostic d'hystérie à convulsions jaksonien-
nes avait été porté dès le premier jour et, pour contenter

la malade, on lui avait simplement prescrit une potion
gommeuse.

L'observation première est bien celle d'une hystérique,
mais en plus de la symptomatologie banale de l'hystérie,
nous sommes en présence de crises d'épilepsie partielle ;
or, rien en dehors de cette névrose, ne semblerait pouvoir
expliquer ces accès convulsifs. En effet, dans l'histoire
du malade, on ne trouve aucun trouble qui puisse indiquer
une lésion anatomique du système cérébro-spinal, aussi le
syndrome jacksonien ne peut être expliqué dans ce cas
particulier, qu'en le considérant comme une manifestation hystérique. Les observations II et III que nous sommes heureux de citer, car avec la précédente elles montrent les trois types de jacksonisme (type brachial, facial
et crural), de nature hystérique, ne sont peut-être pas
riches en stigmates hystériques (absence d'anesthésie, d'o-
varie) ; néanmoins, on reconnaît facilement que la névrose
est encore uniquement en jeu et que, d'elle seule, dépen-
dent les crises convulsives, brachiales et faciales.

Pour terminer, nous citerons les conclusions du Mémoire de MM. Ballet et Crespin (*Des attaques d'hystérie
à forme d'épilepsie partielle,* 1884). « La fausse épilepsie
partielle, de nature hystérique, est caractérisée comme
l'épilepsie partielle vraie, soit par de l'hémispasme avec
rotation de la tête et des yeux du côté convulsé (forme hémiplégique), soit par des monospasmes (forme monoplégi-
que). Ces convulsions partielles épileptoïdes constituent
souvent toute l'attaque d'hystérie et ne sont suivies ni de
phase des grands mouvements, ni de phase des hallucinations. Cela tient, le plus souvent, à ce que les crises se succèdent sans intervalles, empiètent les unes sur les autres,
de façon que les diverses périodes constitutives de l'attaque n'ont pas le temps de se produire. »

Les accès de fausse épilepsie partielle se montrent, en effet, d'ordinaire par séries, quelquefois considérables, constituant alors un véritable état de mal épileptiforme.

Il est des signes qui permettent de diagnostiquer la fausse épilepsie partielle de l'épilepsie partielle vraie ; le plus important de ces signes est l'absence d'hyperthermie dans la fausse épilepsie partielle, conformément à la loi établie depuis longtemps (Charcot, Bouchard, Bourneville), d'après laquelle l'hyperthermie constante à la suite d'accès épileptiques multiples, fait au contraire défaut à la suite des accès simplement épileptiformes.

Puis vient l'absence de paralysie dans les membres convulsés dans la fausse épilepsie jacksonienne : alors que les accès d'épilepsie partielle vraie laissent au contraire à leur suite des paralysies ou parésies passagères ou définitives.

Il faut signaler enfin certains autres symptômes à la vérité moins significatifs, mais qui serviront aussi pour leur part à établir le diagnostic de la nature hystérique des accidents (ouverture de la bouche pendant les accès, battement des paupières, mouvements ondulatoires du ventre, au début et dans l'intervalle des crises).

Il va de soi, ajoutent les auteurs, que les autres éléments de diagnose utilisés pour distinguer l'accès de mal comitial de la grande attaque d'hystérie (effet de la compression ovarienne, inefficacité du bromure de potassium, constatation des symptômes permanents de l'hystérie après les attaques) conservent ici toute leur valeur.

Conformément aux idées de MM. Ballet et Crespin, l'absence d'hyperthermie après les crises constitue pour les trois observations citées un élément de diagnostic de plus, qui n'est nullement infirmé par la présence, par exemple, de paralysies passagères (Obs. I), après la crise convulsive, car tout le monde admet bien qu'en clinique, pour déterminer la nature d'un état morbide, le médecin est obligé de se contenter d'un certain nombre de signes et de symptômes, utilisés suivant leur importance et les circonstances, sans pouvoir exiger que ceux-ci soient au complet.

# ESSAI DE DIAGNOSTIC DIFFÉRENTIEL

## DE L'ÉPILEPSIE JAKSONIENNE LORSQUE RELEVANT D'UNE IRRITATION DE LA RÉGION MOTRICE ELLE SE MONTRE CHEZ UN SUJET HYSTÉRIQUE.

### OBSERVATION IV

(Due à l'obligeance de M. le professeur agrégé Gaussel).
Épilepsie jacksonienne chez une hystérique.

Mme Ernestine S..., 31 ans, ménagère, entre à l'hôpital Suburbain dans le service de M. le professeur Grasset, le 2 février 1905.

Elle a toujours été très impressionnable, sensible, nerveuse.

Mariée à 18 ans, elle a eu une première grossesse à 19 ans, une seconde à 20 ans. A ce moment, elle a présenté des signes très nets d'hystérie : nervosisme général, petites crises avec sensation de boule à la gorge, crises de grincement de dents, terminées par des pleurs. Cet état névropathique persistant au cours d'une troisième grossesse, survenue à 27 ans, au septième mois de cette grossesse commencent des symptômes pour lesquels elle entre aujourd'hui à l'hôpital, et qui durent depuis quatre ans.

Un soir, en quittant ses chaussures, elle éprouve une sensation de fourmillement dans le pied gauche, puis une constriction douloureuse, qui remonte du pied vers la jambe, gagne tout le côté gauche du corps et aboutit à la perte de connaissance de courte durée.

Dès ce moment, les crises se sont reproduites avec des caractères analogues : début par une sensation douloureuse dans le pied gauche, la crampe douloureuse remonte le long du membre, la crise peut s'arrêter là. Souvent, le pied est agité de mouvements pendant la crise ; quelquefois, les accidents ne se limitent pas à la jambe ; la malade éprouve de l'engourdissement du bras gauche, la face grimace, elle se mord la langue du côté gauche, et la perte de connaissance termine parfois cette crise sensitivo-motrice. La crise se termine par une période de sommeil profond ; au réveil, l'amnésie est complète.

Fait important, il est possible parfois d'enrayer la crise après qu'elle s'est manifestée par les fourmillements et les douleurs du pied ; la constriction de jambe au niveau du mollet fait avorter là crise qui se limite aux sensations douloureuses dans la jambe gauche.

Tel est l'aspect habituel des crises ; elles n'ont pas disparu depuis la grossesse au cours de laquelle elles ont débuté ; depuis quatre mois, elles semblent plus fréquentes et obligent la malade à garder le lit. Entre les crises (avant le séjour au lit), la malade accusait un peu de faiblesse de la jambe gauche pendant la marche.

L'état de nervosisme n'a fait que s'accentuer ; cette jeune femme est très impressionnable ; elle a encore parfois de petites crises de pleurs avec sensation de boule hystérique.

L'examen direct révèle les particularités suivantes : membres inférieurs, motilité ; la malade peut mouvoir librement ses jambes dans le lit, les mouvements de la jambe gauche sont un peu raides ; cette contracture est appréciable quand on veut soi-même mobiliser le genou de la malade.

Dans l'acte de s'asseoir, les bras croisés, elle soulève légèrement la jambe droite ; la contracture est suffisante du côté gauche pour que la jambe ne quitte pas le plan du lit ; elle ne parvient pas, d'ailleurs, à s'asseoir seule (les bras croisés) ; il faut lui fixer les jambes sur le lit pour qu'elle y réussisse.

La démarche est un peu raide du côté gauche, la jambe ne traîne pas. La marche de flanc est normale.

Réflexes. — Les réflexes tendineux rotuliens et achilléens sont vifs des deux côtés, mais franchement exagérés à gauche ; on provoque facilement la trépidation épileptoïde du pied gauche. Pas de danse de la rotule. Pas de signe de Babinski ; à l'excitation de la plante des pieds, le gros orteil ne se met pas en extension.

Sensibilité. — Egale des deux côtés au contact, à la douleur, à la température.

Les sphincters fonctionnent très bien ; il n'existe aucun signe de l'altération de la trophicité ou des vaso-moteurs.

Membres supérieurs. — La face musculaire est conservée des deux côtés ; la sensibilité est normale ; les réflexes tendineux sont exagérés au bras gauche.

Face. — Aucun trouble dans le domaine du facial, de l'hypoglosse ou des oculomoteurs.

Comme autre signe du côté du système nerveux, notons des céphalées fréquentes avec sensation de chaleur à la tête ; l'anesthésie cornéenne et pharyngée sont absolues sans traitement bromuré ; il existe une zone ovarienne à gauche.

Tel est le tableau des accidents nerveux présentés par la malade.

Rien à signaler du côté des autres appareils.

3

Rien dans les antécédents héréditaires ou personnels qui vaille d'être noté ; en particulier, ni syphilis, ni cardiopathie.

Cette femme est hystérique; les accidents nerveux de l'adolescence, les stigmates, persistant encore (anesthésie cornéenne et pharyngée — zone ovarienne — crises de pleurs), semblent le démontrer.

Elle vient se faire traiter pour des crises nerveuses qui présentent tout le tableau de l'épilepsie jacksonienne.

Rien n'y manque, l'aura sensitive, l'ascension de l'extrémité à la racine des membres, les mouvements convulsifs, la participation du bras, puis de la face, aboutissant à la perte de connaissance, la possibilité d'enrayer la crise par la constriction du membre inférieur, la persistance d'une paralysie légère de la jambe gauche entre les crises. Le problème est le suivant : avons-nous affaire à une hystérie à forme d'épilepsie jacksonienne ou bien à une épilepsie jacksonienne survenant chez une hystérique et indépendante de l'hystérie.

La persistance et les caractères de la paralysie des membres inférieurs sont plutôt en faveur d'une lésion dont l'épilepsie serait le symptôme paroxystique.

Notre malade présente une exagération manifeste des réflexes de tout le côté gauche avec même trépidation épileptoïde du pied, traduisant probablement une dégénérescence du faisceau pyramidal du côté gauche : l'absence du signe de Babinski ne suffit pas pour admettre que cette exagération des réflexes relève de la névrose. L'hystérie peut faire l'exagération des réflexes, mais il n'y a pas une telle différence entre le côté sain et le côté malade.

La tendance aux contractures est plutôt celle d'un organique, la démarche est raide, et la jambe n'a pas traîné comme dans la paralysie hystérique.

L'évolution de la crise est bien celle de l'épilepsie symptomatique, la phase du stertor terminal avec amnésie est le fait de l'épilepsie et non de l'hystérie. L'étiologie prouve en faveur de la lésion organique. Les crises se sont produites pour la première fois au cours d'une grossesse.

Probablement, sous l'influence de l'état gravidique, peut-être à la faveur d'une albuminurie qui ne paraît pas avoir été recherchée et n'a laissé aucune trace, cette femme a eu une thrombose dans la région périrolandique avec petit foyer de ramollissement au voisinage des centres du membre inférieur dans l'hémisphère droit, lésion qui joue le rôle d'une épine irritative et détermine la contracture permanente légère et les crises convulsives par paroxysmes.

On aurait pu se demander si cette femme n'a pas eu au cours de sa grossesse des crises d'éclampsie à type épileptiforme, et si, inconsciemment, étant donnés ses antécédents hystériques, elle n'a pas donné à ces crises d'hystérie l'allure des crises d'épilepsie jacksonienne. Mais rien ne permet de penser à l'éclampsie chez cette femme qui a accouché à terme d'un enfant vivant ; d'autre part, les caractères des crises actuelles et la paralysie interparoxystique est plutôt en faveur de la lésion organique.

Par cette observation de M. le professeur Gaussel, et les remarques qui la suivent, on peut se faire une idée de quelle façon on doit procéder pour arriver à un diagnostic.

Quand un observateur a relevé tous les symptômes que présente son malade, alors, en s'appuyant sur certains d'entre eux, qui sont propres à la névrose hystérique ou à la névrose symptomatique, il établira son diagnostic.

Donc, une fois l'hystérie décelée, on tâchera de n'attri-

buer à celle-ci que ce qui lui appartient. L'aura de l'épilepsie jacksonienne consiste le plus souvent en une trémulation musculaire, une douleur, une hallucination ou un
état d'esprit rendant l'individu inconscient. Dans l'hystérie, en général, bien que des prodromes puissent simuler ceux de la névrose jacksonienne, l'aura commence ordinairement par une douleur sourde ou lancinante, occupant
l'une des régions ovariennes, ou l'un des flancs (le gauche le plus souvent) ; bientôt, le sujet accuse dans l'abdomen une sensation de corps arrondi qui se déplace et remonte vers l'épigastre ; à ce moment, il est pris de pal-
pitation, d'oppression ou d'envies de vomir, puis la « boule hystérique » s'élève jusqu'à la région antérieure du
cou, et tandis que la strangulation, le sentiment de suffocation s'accentuent et que la face se congestionne, le
malade perçoit des sifflements d'oreilles, des battements
précipités dans les tempes ; sa vue s'obscurcit, il est pris
de vertige, tombe sans connaissance, et l'attaque commence. La crise convulsive ne succède pas nécessairement
aux phénomènes de l'aura ; ceux-ci peuvent se dissiper
momentanément, puis reparaître avant d'aboutir à l'attaque confirmée ; l'aura peut cependant partir d'une zone douloureuse autre que la zone ovarienne.

La dilatation pupillaire et la sécrétion salivaire unilatérale du côté des muscles convulsés, plaident en faveur
de l'épilepsie partielle. Mais la possibilité d'interrompre
l'attaque, soit en comprimant les zones hystérogènes, soit
au moyen d'une excitation quelconque un peu vive, ou des
appels réitérés, des sollicitations verbales, est considéré
comme un symptôme de la grande névrose, tandis que les
paralys.es post-convulsives ne semblent pas être attri-
buées plus particulièrement à l'hystérie qu'à l'épilepsie.
Cependant, il est certaines circonstances où ces paraly-

sies, accompagnées d'autres phénomènes, doivent être considérées comme relevant de la névrose Bravais-Jackson.

Le défaut de la perte de connaissance dans l'hystérie n'est pas un signe qui permette au médecin de se faire une conviction, étant donné que, la plupart du temps, dans l'épilepsie jacksonienne, le malade assiste à sa crise. Et l'absence d'élévation thermique, qui a presque, pour M. Ballet, la valeur d'un signe pathognomonique, ne caractérise pas dans tous les cas la crise hystérique, car M. Barié a vu la température atteindre 40 et 41 degrés et s'y maintenir pendant plusieurs jours, au cours d'un véritable état de mal hystérique. (Grasset et Rauzier, *Traité pratique des maladies du système nerveux.*)

Lorsque les convulsions de l'épilepsie jacksonienne se généralisent, l'amnésie qui fait suite à la période de stertor, sert à éliminer l'hypothèse de crise hystérique et les contractures, peut-être encore plus que les paralysies, se montrant après les crises peuvent devenir un élément de diagnostic en faveur de l'épilepsie partielle. Si le traitement bromuré ne montrait pas d'efficacité, et que le diagnostic continue à rester obscur, on devrait rechercher les modifications de la sécrétion urinaire. La formule urinaire spéciale de l'hystérie n'est pas actuellement acceptée dans son intégralité par tous les auteurs, et quoique M. Arnozan n'attache pas d'importance à l'inversion de la formule des phosphates (*Traité de thérapeutique*), bon nombre de cliniciens pensent encore que la formule urinaire est d'un certain secours pour les cas douteux ; c'est ce que M. le professeur Carrieu fit remarquer à la Société de médecine de Montpellier, après la lecture de l'observation de M. Gaussel.

La persistance prolongée des crises écarte la possibilité d'une névrose pure (Carrieu : Société de Médecine de

Montpellier), et l'hystérie réalise rarement d'une façon
continue pendant plusieurs années (quatre ans dans le
cas de M. Gaussel) la même symptomatologie progres-
sivement aggravée.

Il nous semble que si le médecin n'a pas de signe véri-
tablement pathognomonique, il pourra néanmoins, par
des considérations étiologiques et un certain ensemble
de symptômes que nous avons étudiés, savoir si, lorsque
une hystérique a des crises d'épilepsie partielle, la névrose est seule en cause : souvent, le médecin aura une
symptomatologie incomplète, mais il aura fait véritable-
ment œuvre de clinicien quand il aura élucidé ce problème.

## OBSERVATION V

Legrand du Saulle. Société médico-psychologique, 29 octobre 1883
Hystérie à forme d'épilepsie partielle. (Cité par MM. Ballet et Crespin,
dans leur mémoire, *Archives de neurologie*, septembre 1884.)

Rosa G..., 17 ans, fille naturelle, aurait présenté, vers
l'âge de 12 à 13 ans, des attaques convulsives sur la nature desquelles il est impossible d'être renseigné. On nous
a dit qu'elle avait eu des vertiges et même probablement
des accès incomplets avec mâchonnement et mouvements
de déglutition. Nous ne connaissons pas les antécédents
héréditaires. La malade entre à la Salpêtrière dans mon
service, le 24 juin 1881. Depuis cette époque jusqu'en 1883,
c'est-à-dire depuis dix-huit mois environ, elle n'a eu aucune attaque. Nous constatons seulement que Rosa G... est
vive, coléreuse, d'un caractère irritable et d'une grande
coquetterie. Le 22 janvier 1883, commença la série de 8.000
attaques dont j'ai parlé dans ma première communica-

tion. Ces accès ressemblaient à ceux de l'épilepsie partielle avec prédominance des convulsions du côté droit ; mais la température restait toujours normale, tandis que le pouls était à 120 et 130. Cette grande série de 8.000 attaques terminée, la malade ne présenta qu'un nombre limité de crises de mars à septembre 1883. Elle eut en moyenne de quatre-vingts à cent attaques par mois, se montrant toujours par séries de huit à dix dans l'espace d'une journée, avec plusieurs jours intermédiaires sans crises. Elle prenait alors 7 gr. 50 de bromure par jour, et nous avons remarqué que, lorsqu'on baissait la dose, les attaques reparaissaient. Nous avons examiné à plusieurs reprises la malade au point de vue de la sensibilité, et nous n'avons rien trouvé d'anormal, pas de points hystérogènes, pas de boule hystérique.

Le 3 octobre 1883 (il y avait quinze jours que la malade n'avait pas eu d'attaques), elle est prise d'accès nombreux et répétés, se succédant sans interruption. A ce moment, voici en général ce que l'on observe : secousses à droite, clignotement des paupières supérieures et quelques mouvements ondulatoires du ventre, puis quelquefois un petit cri sans caractère spécial. En même temps, la tête se raidit et se tourne du côté droit ; la face devient rouge d'emblée, les globes oculaires se portent en haut et divergent, la pupille est légèrement dilatée, les paupières sont entr'ouvertes. Les muscles de la face se convulsent surtout à droite, la bouche est largement ouverte et la langue sort quelquefois de la bouche sans jamais être mordue. Le membre supérieur droit est étendu dans l'adduction et la rotation au dehors, le poignet est un peu fléchi et le poing fermé. Le membre inférieur est dans l'extension et la jambe en pied bot équin est tournée un peu en dehors.

Du côté gauche, le membre supérieur se raidit, mais bien après la jambe droite et à un degré très faible, car ce poing ne se ferme pas. La jambe gauche ne se prend qu'un peu plus tard et d'une façon très peu marquée.

Les convulsions cloniques se montrent presque immédiatement à la face et dans les membres raidis du côté droit et se succèdent avec la plus grande rapidité. Il apparaît quelquefois un peu d'écume à la bouche. A gauche, les membres restent un peu raides et étendus, mais on n'observe jamais de mouvements cloniques de ce côté. Les mouvements convulsifs s'arrêtent. A peine la malade a-t-elle le temps de tomber dans la résolution musculaire qu'une nouvelle attaque se produit. Cette convulsion, on le voit, ressemble à l'épilepsie jacksonienne ; comme dans celle-ci, la convulsion ne s'accompagne pas toujours de perte de connaissance. Ce qui manque à cette épilepsie partielle, c'est la paralysie postépileptique et l'élévation de la température.

On ne note ni morsures linguales, ni incontinence d'urine, et l'on reste étonné du calme absolu qui se manifeste dans l'intervalle des crises. La compression ovarienne, d'autre part, ne fournit aucun résultat, et nul phénomène hystériforme ne se prononce. Les crises sont donc seulement épileptoïdes. Après les attaques, le membre droit est contracté et les poings sont fermés. A gauche, le membre devient flasque. La sensibilité ne présente rien d'anormal. Les urines ne renferment pas d'albumine.

Du 4 au 14 octobre, on observe des attaques analogues à celles qui viennent d'être décrites. Le bromure de potassium a été élevé de 7 grammes 50 à 16 grammes sans résultat appréciable. A partir du 14 octobre, les attaques sont plus complètes et le côté gauche est envahi à son tour. En effet, le membre supérieur gauche est tout à fait dans l'ex-

tension, les doigts sont contractés et le pouce est fléchi
dans la main comme à droite. Le poignet gauche est fléchi
à angle droit sur l'avant-bras; la main et l'avant-bras sont
complètement contournés en rotation, la face palmaire
étant tournée en haut. La jambe gauche est très raide.
Les mouvements cloniques se montrent alors pour la première fois dans le membre supérieur gauche, mais toujours plus légèrement qu'à droite. La jambe gauche ne
présente pas toujours des convulsions. La tête est cons-
tamment tournée à droite, du côté convulsé. On note à ce
moment de l'hémianesthésie au tact, à la température et à
la douleur du côté droit. L'examen ophtalmoscopique accuse de l'achromatopsie à droite. La continuation du bromure de potassium à haute dose et l'application d'un appareil compresseur des ovaires restent sans action aucune. Le 19 octobre, à trois heures de l'après-midi, les
crises changent subitement de forme. A l'attaque épileptoïde qui a été décrite, et qui avait fini par se manifester des deux côtés, succèdent des contorsions variées et
des hallucinations terrifiantes. Elles se produisent, soit
à la suite d'une série d'attaques convulsives, soit d'emblée, après une période de repos. Les yeux sont clos, largement ouverts et fixes. Rosa G..., en revenant à elle, rap-
porte qu'elle a vu une grosse boule noire, un gros pelo-
ton noir qui allait et venait, et lui a fait grand'peur. Le
surlendemain, elle voit « une bête verte sans pattes, qui a
des yeux verts et qui rampe... ». Elle demande qu'on l'ar-
rête. Ces phénomènes délirants et hallucinatoires, aussi
bien que la surélévation du bromure de potassium, dont
la dose est actuellement de 18, de 20 et 22 grammes par
jour, ne modifièrent en rien le nombre des crises épileptoïdes, puisque, du 3 octobre au 29, on a compté plus de
11.000 crises absolument épileptoïdes, et que, du 19 au 28,

on en a observé 10.000 environ également épileptoïdes mais
accompagnées parfois de phénomènes tout à fait hystériques.

Le 28 octobre, c'est-à-dire le vingt-sixième jour de la
maladie, les accès qui s'étaient élevés à 1.351 la veille,
tombent à 350 ; c'est la fin de cette grande série. Nous
voyons donc que, jusqu'au 19 octobre, alors qu'aucun phénomène hystérique n'était appréciable, le diagnostic pouvait être incertain. Aussi, M. Charcot, qui observa Rosa
G... dès les premiers jours de la maladie, pensa-t-il avoir
affaire à un de ces cas d'épilepsie symptomatique d'une
lésion cérébrale gauche ayant amené l'hémispasme de tout
le côté droit. Mais le nombre excessif des attaques, le
calme de la malade dans les intervalles des accès, l'absence
de paralysies postépileptiques, et surtout l'absence d'élévation de la température ; enfin, l'apparition de l'hémianesthésie droite, lui fit abandonner son premier diagnostic, et le portèrent à penser qu'il s'agissait d'attaques
d'hystéro-épilepsie. Les phénomènes qui se sont montrés
à partir du 19 octobre (hallucinations terrifiantes, délire,
contorsions, sont venus confirmer cette manière de voir.
Chez notre malade, en effet, l'hystérie est restée latente
pendant très longtemps, et ce n'est qu'après une série
de crises épileptoïdes fort longues que se sont montrés
les phénomènes franchement hystériques. Aujourd'hui, le
diagnostic ne saurait être douteux : nous avons affaire
à un cas d'hystéro-épilepsie se distinguant des formes
ordinaires par deux points très importants : 1° par la
forme des crises épileptoïdes, qui est tout à fait analogue à celle des attaques d'épilepsie jacksonienne ; 2° par
le nombre considérable des accès qui dépasse tous les chif-
fres observés jusqu'ici, puisqu'on en a compté 21.700 en
vingt-six jours. (Le total général des crises convulsives

pour l'année 1883 dépasse 30.000.) Rosa G... n'a plus d'attaques depuis hier ; la grande série d'accès à laquelle nous venons d'assister paraît terminée.

## OBSERVATION VI.

Hystérie à forme d'épilepsie partielle sensitive
Citée dans le mémoire de Ghilarducci, *Archives de neurologie*, novembre 1892.

Mme Gi... entre à la Salpêtrière en janvier 1891 (service de M. le professeur Charcot).

*Antécédents de famille.* — Père nerveux, il avait des tics, il mourut d'une maladie de foie. La mère souffre de coxalgie depuis trente-six ans. De ses trois frères l'un est mort de maladie chronique de la poitrine à l'âge de 45 ans, l'autre d'une bronchorragie à l'âge de 42 ans, le troisième est malade de néphrite depuis deux ans. La sœur aînée succombe à l'âge de 27 ans, à une phtisie galopante ; sa sœur, plus jeune, souffre de crises nerveuses.

*Antécédents personnels.* — Notre malade qui, à présent est âgée de 43 ans, a toujours été, dès son enfance, très nerveuse et impressionnable ; elle a toujours souffert de douleurs à la tête, tantôt diffuses, tantôt à forme de migraines ; en outre de cela, elle ressentait très fréquemment des fourmillements dans les membres, particulièrement au bout des doigts, qui survenaient principalement « lorsqu'elle se trouvait mal placée », de façon à ce que ses membres fussent sujets à une pression même peu prolongée. A l'âge de 8 ans, elle eut un abcès à la région cervicale gauche, dont on voit encore la cicatrice. Elle fut menstruée à l'âge de dix-huit ans ; la menstruation s'est maintenue jusqu'à présent, sans présenter jamais

aucune anomalie. A l'âge de 22 ans, elle s'unit librement
à un homme, avec lequel elle vécut jusqu'en 1875 ; elle
n'eut pas d'enfants de cette union. Dans ce laps de temps,
il n'y eut rien à remarquer dans son état de santé, sinon
une espèce de défaillance qui lui survint dans l'année
1872, à la suite de contrariété.

A la fin de 1878, elle fut abandonnée par son amant et
obligée de gagner sa vie en s'employant dans un établissement Duval. En 1882, elle abandonna cet établissement
pour entrer comme domestique dans une maison de com-
merce des environs de Paris. Là, elle se fatigue énormé-
ment, elle commence à ressentir des douleurs le long de
l'épine dorsale, plus fortes à la région lombaire, presque
continues, mais qui s'exacerbaient de temps à autre sous
forme de crises. Mme Gi... affirme explicitement que ces
crises douloureuses ne se calmaient pas avec le repos. Les
céphalées dont elle avait toujours souffert, devinrent plus
intenses et plus fréquentes.

En 1887, elle reprend son emploi dans un restaurant
Duval et l'occupe jusqu'au 28 février 1890. Dans cette période son état de santé empira continuellement ; les ra-
chialgies devinrent plus fréquentes, elle avait des douleurs dans les membres, surtout en correspondance des
articulations, des sensations de fourmillement, dont elle
souffrait depuis sa jeunesse, et qui étaient devenues plus
fréquentes et plus intenses. Dans l'été de 1889, lors de
l'Exposition Universelle, à ce phénomène s'en ajouta un
autre : parfois, elle ressentait brusquement ses genoux se
fléchir, ses jambes se dérobaient sous elle, il lui arriva
souvent de tomber, et elle avait de la peine à se remettre
debout. A cette époque, son travail, à cause de l'Exposition, était énorme, elle se sentait très fatiguée: pendant le
jour, elle s'endormait pour de courts instants, en appuyant

sa tête sur son bras gauche. En septembre de la même année, se manifeste la première attaque épileptiforme constituée comme il suit: Mme Gi... annonce une sensation de
fourmillements au bout des doigts de la main gauche qui,
après avoir envahi tout le membre s'irradia à la
moitié correspondante du cou, de la face et de la langue, et envahit tout le restant de la tête, du tronc, et
du membre inférieur du même côté. La bouche devient
sèche, « elle croyait y avoir le feu », la langue lui paraissait s'enfler, elle ne pouvait pas parler ; la jambe et le
bras se raidirent ; le bras pendait inerte le long du corps,
impuissant à n'importe quel mouvement ; les doigts de
la main étaient contractés en extension. L'attaque ne s'ac-
compagna pas de la perte de sensibilité ; elle dura une
dizaine de minutes ; après l'attaque, Mme Gi... se sentit
un peu faible, mais elle retrouva immédiatement l'usage
de ses membres. Au contraire, la langue resta paralysée
longuement ; Mme Gi... resta huit jours sans pouvoir
parler parce que, dit-elle, sa langue était enflée. D'autres
attaques semblables à celle-ci, deux ou trois fois par semaine, plus fréquemment la nuit et pendant la période
de menstruation avec les mêmes caractères. Dans cette
période, l'état mental de Mme Gi... était notablement
troublé. Elle avait fréquemment des cauchemars, parfois
elle croyait être transportée dans l'air à de grandes hauteurs, et puis qu'on la laissait tomber tout d'un coup dans
des abîmes épouvantables ; parfois elle croyait être en-
fermée dans des fournaises ardentes... etc. Souvent elle
éprouvait une sensation de serrement au sommet du ster-
num ; d'autres fois elle avait, à la gorge, une boule qui
la suffoquait. La mémoire commença à s'altérer profondément. Mme Gi... oubliait presque immédiatement les
commandes des clients, si bien que son service lui deve-

nait excessivement difficile. Parfois il lui était impossible
de prononcer quelques mots, « parce qu'elle ne les trouvait pas » : elle aurait pu les écrire, parce qu'elle avait
l'idée de ce qu'elle voulait dire, mais elle ne pouvait pas
les prononcer ; ces attaques d'aphasie motrice se répétèrent jusqu'en 1891. Elles ne suivaient pas immédiatement les accès d'épilepsie sensitive, mais se manifestaient
après un ou deux jours, et elles étaient plus fortes si
l'accès d'épilepsie avait été intense.

La faiblesse des extrémités inférieures s'aggrava encore plus, les chutes étaient très fréquentes. Bref, en février 1890, Mme Gi..., tout à fait impuissante pour un
travail quelconque, fut obligée d'entrer à la Salpêtrière. Ici
les attaques qui ont été décrites se continuèrent. Après
quelques jours, s'y ajoutèrent d'autres attaques à type
hystéro-épileptique. Celles-ci survenaient le matin vers
sept heures. Elles étaient précédées d'une sensation de
suffocation, Mme Gi... perdait complétement la conscience et tombait en arrière en se raidissant avec le tronc,
de manière à former l'arc de cercle caractéristique ; elle
se débattait violemment, elle émettait des cris désor-
donnés, et après quelques minutes de respiration ron-
flante, elle retrouvait parfaitement la conscience en ou-
bliant tout ce qui s'était passé.

En mai 1890, les grandes attaques disparurent, la santé de Mme Gi... s'améliora considérablement, elle put sortir de la Salpêtrière et rentrer de nouveau chez Duval,
pour y reprendre son travail. Mais bientôt, son état empira de nouveau. En janvier 1891 elle fut de nouveau
obligée de rentrer à la Salpêtrière, dans le service de M. le
professeur Charcot. Son état de santé, à cette époque, était
très mauvais, elle avait considérablement maigri, elle souffrait d'insomnie, d'anorexie, des éblouissements, une sur-

dité presque complète, une obnubilation des facultés mentales, laquelle se manifestait avec une apathie très marquée ; aux demandes qu'on lui adressait, elle donnait des réponses lentes et contradictoires. Elle fut soumise à un traitement hydrothérapique, sa santé générale commença de nouveau à s'améliorer. L'ouïe, la vue, les facultés mentales, les forces reprirent ; à présent, il n'y a, de tous ces phénomènes alarmants, que les deux séries de crises, lesquelles se manifestent deux ou trois fois par semaine, séparément.

*Examen objectif* (pratiqué le 1er avril 1892). — Mme Gi... est une femme de taille moyenne, bien conformée. Elle a des muscles et de la graisse suffisamment développés ; mais les muscles sont flasques. L'expression de son visage est triste, son regard est un peu vague.

*Sensibilité générale.* — Un examen très soigné, qui a été répété plusieurs fois dans la suite, ne nous a révélé aucune trace d'anesthésie. Les impressions tactiles, douloureuses et thermiques, sont très bien appréciées partout. Il y a des zones hyperesthésiques : 1° au niveau de la septième vertèbre cervicale et de la dernière lombaire ; 2° au dessous, un peu en dehors des deux mamelons ; 3° sous le crâne et au vertex. Cette douleur est très superficielle, on la réveille avec un très léger frottement de la peau, tandis que la percussion pratiquée, soit avec le doigt, soit avec le marteau, ni ici, ni dans aucun autre endroit du crâne, ne donne des sensations douloureuses.

*Motilité.* — Mme Gi... accuse de la faiblesse aux lombes et aux jambes. Elle ne peut pas marcher sans l'aide d'un bâton. Pendant la marche elle traîne ses jambes à la manière des paralytiques flasques. Si on la fait mettre à genoux, elle ne peut pas se relever sans l'aide de ses bras ! Cependant la force musculaire explorée dans la position assise, tant dans les extrémités inférieures comme dans les supérieures, se manifeste parfaitement normale. Il n'y a pas de différence de force entre les deux côtés.

De temps à autre, Mme Gi... présente un tremblement très léger de la lèvre supérieure, surtout lorsqu'elle parle, un tremblement analogue se rencontre dans les membres supérieurs. Il est très léger, très rapide, mais son caractère essentiel est d'être éminemment intermittent. La langue aussi est parfois animée d'un léger tremblement dans le sens transversal : elle ne présente pas cette ondulation dans le sens du diamètre longitudinal, comme on l'observe chez les paralytiques généraux. Du reste, il n'y a pas de trouble de la parole.

*Réflexes.* — Ils sont égaux des deux côtés et parfaitement normaux. Le clonus du pied est absent. Le réflexe pharyngé est très affaibli. En chatouillant la luette et l'épiglotte, on provoque de la toux, pas de vomissements.

*Appareil de la vision.* — Les globes oculaires sont mobiles normalement dans toutes les directions. Les réactions pupillaires sont normales. Pas de nystagmus.

Œil droit. — Légère dischromatopsie. La malade distingue très bien toutes les couleurs, mais elle appelle claires toutes les couleurs sombres. Léger rétrécissement à 65 degrés. Absence de micropsie, macropsie et polyopsie monoculaire. Pas de dislopie. Acuité visuelle normale.

Œil gauche. — Complètement normal. Mme Gi... éprouve de temps à autre des éblouissements ; sa vue se fatigue très facilement. Elle n'a jamais de diplopie.

*Goût.* — Complètement aboli des deux côtés.

*Odorat.* — Idem.

*Ouïe.* — Très affaiblie du côté gauche.

*Examen viscéral.* — Il y a des râles sibilants très rares, disséminés sur les poumons des deux côtés. Les bruits cardiaques son' un peu faibles, mais très nets. L'ictus du cœur est perçu dans le cinquième espace au-dessous du mamelon. Il n' a rien à r ıter du côté des viscères abdominaux.

Mme Gi... se plaint surtout de douleurs se déplaçant le long du corps, qui sont plus fortes au niveau des articulations. Deux ou trois fois par semaine, elle a des accès à forme d'épilepsie sensitive. Ils ont le caractère du premier accès qui lui prit en 1889. Cependant, il est à remarquer que depuis la première année de maladie, les accès n'ont jamais été accompagnés ni suivis d'aphasie motrice. Outre ces attaques, elle en présente d'autres à type hystéro-épileptique, avec les modalités décrites ci-dessus.

Jamais il ne lui est arrivé que les deux espèces de crises se confondent, s'entremêlent ou qu'elles se suivent l'une l'autre. L'intelligence de Mme Gi... ne laisse à présent pas grand'chose à désirer. Elle répond avec rapidité aux demandes qu'on lui fait, elle décrit ses sensations avec beaucoup de précision, elle a une mémoire suffisante de tous les événements qui lui sont arrivés.

*Marche de la maladie.* — Les accès à forme d'épilepsie sensitive continuèrent à se manifester avec les mêmes caractères pendant tout le mois d'avril. Dans cette époque, Mme Gi... observa qu'ils se manifestaient plus fréquemment lorsqu'elle se couchait sur le flanc gauche. En lui ayant conseillé de se coucher sur l'autre flanc, les accès se présentèrent du côté droit, ne touchant pas à la face et à la langue. Au commencement du mois de mai, la sensation d'engourdissement continua à perdre la tendance à la systématisation. Parfois, elle commençait par une cuisse ; elle restait limitée à cette région ; d'autres fois, après avoir commencé comme d'ordinaire par le bout du doigt, elle n'allait au-delà du poing ou du bras. En outre,

4

elle se montrait avec une égale fréquence du côté droit, dans des régions très différentes, en restant toujours plus limitée. Dès le milieu de mai, Mme Gi... n'a plus d'accès, mais seulement de légères paresthésies, qui meurent sur les lieux où elles naissent. De l'accès supposé d'épilepsie sensitive, il ne reste plus à présent (15 août), que les vagues sensations de fourmillements qu'elle éprouvait depuis son enfance et qui ont pour caractère d'être très variables de siège et de se réveiller par la compression.

Pour ce qui est des grandes attaques, elles sont devenues très rares (une fois tous les dix jours). La paraplégie s'est légèrement améliorée. Il est à remarquer que dès le commencement de mai, Mme Gi... a été soumise à l'électricité statique.

## Observation VII

Hystérie à forme d'épilepsie partielle motrice simulant l'évolution de la syphilis centrale (mémoire Ghilarducci, *Archives de neurologie*, 1892.)

Fiq... âgé de 35 ans, graveur sur cuivre se présente à la consultation externe de la Salpêtrière le 21 juin 1892.

*Antécédents de famille.* — Son père est mort à 83 ans, d'un cancer à la face, sa mère à un âge très avancé, et, paraît-il, d'apoplexie. Un oncle maternel est hémiplégique dès l'âge de huit ans.

*Antécédents personnels.* — F... n'a jamais eu de maladies graves. Pas de syphilis ni d'alcoolisme. Il est marié depuis 11 ans ; ce mariage, qu'il a contracté contre la volonté de sa famille lui a causé beaucoup de chagrin et des discussions avec ses parents. Il a deux fils, l'un âgé de six ans, l'autre de onze ans. Tous les deux sont maladifs, ils

présentent des engorgements glandulaires. Sa femme est
sujette au moins une fois par mois à des crises nerveuses ayant le caractère hystérique. F... a toujours été d'un
bon caractère jusqu'à il y a cinq ans. Depuis cette époque
à la suite de discussions plus vives avec ses parents, son
caractère changea complètement. Il devint triste, tacitur-
ne, brutal jusqu'à frapper sa femme.

Il y a deux ans, il eut une première attaque d'influenza
qui se passa sans laisser de conséquences. En juin 1891, il
eut une deuxième atteinte d'influenza à la suite de laquelle
il resta très faible. Depuis cette époque, sa santé n'a plus
été bonne. La faiblesse que lui avait laissée la maladie in-
fectieuse réagit sur son esprit et la peur de ne pas récupé-
rer les forces nécessaires à l'entretien de sa famille, commença à le préoccuper. Il souffrait, en outre, depuis l'influenza, de céphalées continuelles, qui s'exacerbaient pendant la nuit, devenant intolérables. Dans la nuit du 12 septembre, il eut une céphalée tellement atroce qu'elle lui ar-
racha des cris. Tandis qu'il était descendu de son lit pour
chercher de l'eau froide, il fut pris subitement d'une faiblesse, il se sentit s'affaisser et tomba la face sur le lit, en
restant les jambes appuyées sur le sol, en perdant complètement connaissance. Après quelques minutes, il revint à
lui, la céphalée continua pendant 48 heures en l'obligeant
à garder le lit. Le 3e jour, il s'aperçut qu'il bégayait et
bredouillait. Ces troubles du langage persistent même à
présent.

Le 24 septembre, il eut une deuxième crise nerveuse.
Cette fois, après avoir perdu connaissance, il eut une
contracture successive des deux extrémités supérieures :
les bras se contractèrent dans une forte adduction, l'a-
vant-bras et les poings dans la flexion maxima, les doigts
à demi-fléchis. La perte de connaissance dura quelques

minutes comme la première fois, et lorsqu'il revint à lui, aucun phénomène digne de remarque ne suivit son accès. Après cette crise, F... entre à l'hôpital Tenon, où il est soigné pendant 4 mois avec des frictions mercurielles et des iodures.

Au commencement de janvier, il eut une troisième crise ; celle-ci eut le même caractère que la deuxième, elle fut suivie par une faiblesse de la jambe droite qui persista jusqu'à présent.

Enfin, vers le milieu de mai, F... fut victime d'une dernière crise après laquelle il ressentit de la faiblesse au bras droit, tandis que celle de la jambe devint plus forte. Après cette crise, il resta vers la moitié du pli de l'aine droite, une zone hyperesthésique, dont la pression provoque des douleurs qui s'irradient dans le ventre.

Dans cette période de temps, il avait de temps à autre des accès d'aphasie motrice ; il cherchait les mots, et il ne pouvait les trouver, il restait quelques minutes impuissant à exprimer sa pensée avec le langage parlé. Parfois, il lui était impossible de se faire comprendre en écrivant, mais d'autres fois, la faculté d'écrire paraissait elle-même supprimée pour quelques minutes.

Les céphalées continuèrent toujours avec le même caractère ; la faiblesse de ses membres droits s'accrut tellement que son travail lui devint impossible ; ainsi, il se présenta à la Salpêtrière pour entrer à l'hôpital. Malheureusement, il n'y avait pas alors de lits disponibles, et je n'ai pu suivre le malade minutieusement comme je l'aurais désiré. Cependant, je pus l'examiner deux fois, et voici ce que j'ai trouvé.

*Examen objectif* (pratiqué le 21 juin 1892). — Il est de petite taille avec de rares cheveux rougeâtres sur le crâne, des yeux grisâtres et une physionomie un peu hébétée. Il présente une gibbosité à la partie supérieure de la colonne vertébrale, gibbosité qui apparut dans son enfance.

*Sensibilité.* — La sensibilité à la douleur est complètement abolie sur toute la moitié droite du corps. On peut soulever la peau en pli et y passer des épingles sans y provoquer la moindre sensation douloureuse. La sensibilité thermique est atteinte à un très fort degré. Une pièce de glace promenée sur la surface de la peau à droite, ne provoque aucune sensation de froid. L'application du thermo-esthésiomètre, chauffé à 55 degrés ne donne pas de sensation de chaleur ; à 85 degrés, il réveille, par-ci par-là, une très légère sensation de chaud, qui n'est même pas douloureuse. Il y a un mois, F... reçut une brûlure à la main droite sans s'en apercevoir.

Au contraire, la sensibilité tactile est très bien conservée. Le contact d'un morceau de papier, frotté très légèrement sur la surface du corps, est perçu avec toute la rapidité et la netteté durable.

*Sensibilité spécifique.* — L'odorat est très altéré ; le sulfure de carbone lui produit une impression agréable, il le prend pour de l'éther. Le goût est aboli complètement à droite ; l'ouïe, très affaiblie.

*Appareil de la vision.* — Rétrécissement concentrique du champ visuel à droite, à 70 degrés. La notion du violet est perdue des deux côtés ; absence des autres stigmates oculaires. Pas d'altération dans les muscles externes et internes de l'œil. Pas d'altération au fond de l'œil.

*Motilité.* — La force musculaire dans les membres est au-dessous de la normale, particulièrement à droite. L'index du dynamomètre donne 25 degrés pour les deux mains. Cependant, la faiblesse des deux membres de droite devient bien plus forte après un exercice musculaire même peu prolongé. Par exemple, F..., pendant deux ou trois minutes, peut écrire avec une calligraphie très nette et très sûre ; mais après ce laps de temps, sa main se fatigue et la plume s'échappe de ses doigts. La même chose arrive pour le membre inférieur droit. Si F... marche peu, on ne remarque rien d'anormal ; mais après une marche un peu prolongée, il traîne sa jambe droite d'une façon tout à fait caractéristique ; il présente, à ne pas s'y tromper, la démarche de Tood.

*Réflexes.* — Le réflexe du poignet, l'olécrânien et le patellaire bien conservés, un peu plus vifs à droite sans être exagérés ; le réflexe conjonctival est aboli à droite, très faible à gauche ; les crémastériens sont très faibles des deux côtés.

*Troubles de la parole.* — F... présente un bredouillement et bégaiement qui datent de sa première crise. Ils sont parfois tellement intenses que F... ne réussit pas à se faire comprendre. D'autres fois, ces troubles disparaissent presque complètement, et F... parle comme un individu qui a la langue séchée par la soif. Du reste, pas trace d'aphasie sensuelle ou motrice.

### OBSERVATION VIII

#### Hystérie à forme d'épilepsie partielle
(Charcot, tome III. Leçons sur les maladies du système nerveux.)

Le nommé Ly..., maçon, âgé de 22 ans, est entré à la Salpêtrière, service de la clinique, le 24 mars 1885. Il est né à la campagne, aux environs de Paris ; c'est un garçon de taille moyenne, peu développé, et plutôt d'apparence débile. Son père, qui a exercé la profession de charcutier, est alcoolique. Enfin, on trouve, dans sa famille, une grand'mère maternelle encore hystérique, bien qu'elle ait atteint l'âge de 82 ans, et deux tantes maternelles toutes deux atteintes d'hystérie. Voilà des antécédents d'une importance capitale : quatre hystériques et un alcooolique dans une même famille ; les antécédents personnels ne sont pas moins intéressants à relever. Notre malade a toujours été peu intelligent ; faible d'esprit, il n'a jamais pu rien apprendre à l'école ; mais il ne présente pas, au reste, à part cette débilité psychique, de troubles mentaux bien caractéristiques. Il avoue avoir bu, pendant assez longtemps, 5 ou 6 petits verres d'eau-de-vie par jour et du vin en assez grande quantité ; mais il assure avoir perdu cette mauvaise habitude depuis qu'il est tombé malade. Il y a trois ans, il a eu un érysipèle de la face, suivi bientôt d'une attaque de rhumatisme articulaire aigu, d'ailleurs assez légère, puisqu'il ne restait que quinze jours au lit. La même année, il se soigna pour se débarrasser d'un ver solitaire dont il souffrait, et prit de l'écorce de racine de grenadier. Le remède produisit l'effet attendu ; le malade rendit d'abord des fragments, puis le ver tout entier. Mais la vue du tœnia qu'il trouva dans ses selles, le frappa d'une manière toute particulière; et l'émotion qu'il ressentit fut assez vive pour que, pendant quelques jours, il souffrît de légers accidents nerveux tels que coliques, douleur et secousse dans les membres, etc. Il y a un an, pendant qu'il travaillait à Sceaux de son métier, le fils d'un de ses camarades fut rudement frappé par son père. Témoin de la scène, L... voulut s'interposer ; mal lui en prit, car le camarade, furieux, tourna ses coups contre lui, et, alors qu'il fuyait, lui lança une grosse pierre qui heureusement ne l'atteignit, mais la frayeur ressentie par L... fut très vive ; immédiatement, il fut pris de tremblement des membres, et la nuit qui suivit, il lui fut impos-

sible de trouver le sommeil. L'insomnie persista les jours
suivants ; de plus, nuit et jour, il était tourmenté d'idées
noires. Il croyait à chaque instant voir de nouveau son
ver solitaire ou encore assister à la lutte dont il avait failli
être victime ; de plus, il souffrait de picotements dans la
langue, ne mangeait plus, se sentait faible et travaillait
mal. Cet état durait depuis quinze jours, lorsqu'un soir,
vers six heures, survint la première attaque convulsive.
Déjà, depuis le matin, il souffrait d'une douleur à l'épigastre, avec sensation de boule, d'étouffement et de bourdon-
nement dans les oreilles. Au moment où l'attaque commença, nous dit-il, il sentit que sa langue était attirée
dans sa bouche, vers la gauche, par une sorte de traction
involontaire, irrésistible. Puis il perdit connaissance, et
quand il revint à lui, on lui dit qu'il avait la figure tordue
à gauche, les membres agités d'un tremblement, et, qu'une
fois les convulsions arrêtées, il s'était mis à parler à
haute voix sans se réveiller. Pendant les mois qui suivi-
rent, des crises, en tout semblables, se répétèrent tous les
huit ou quinze jours environ, et il se vit obligé, durant sa
longue période, de cesser tout travail à cause de l'état de
faiblesse où il se trouvait. Ces crises furent considérées
comme des attaques épileptiformes d'origine alcoolique,
et, pendant près d'un an, il fut soumis à l'emploi du bromure de potassium à dose élevée, sans que les accidents
en aient été modifiées en rien. Dans la journée qui suivit
son entrée à la Salpêtrière, il se produisit spontanément
une série de cinq attaques successives, auxquelles il ne
nous fut pas donné d'assister.

Le lendemain, l'examen méthodique du malade nous fait
constater ce qui suit : anesthésie généralisée disposée par
plaques disséminées ; rétrécissement considérable du
champ visuel des deux côtés ; le champ du rouge est plus

étendu que celui du bleu ; diplopie monoculaire. Il existe deux points spasmogènes, l'un au niveau de la clavicule droite, l'autre au-dessous des dernières fausses côtes du même côté. Une pression un peu plus forte, exercée sur ce dernier point, détermina immédiatement, lors du premier examen, une attaque que nous pûmes étudier dans tous ses détails. Elle est précédée de l'aura classique ; constriction épigastrique, sentiment d'une boule au cou, etc. Dans ce moment même, et avant que le malade ait perdu connaissance, la langue raidie est attirée dans la bouche vers le côté gauche ; on sent à l'aide du doigt que sa pointe est portée derrière les molaires de ce côté. La bouche, entr'ouverte, se dévie à son tour ; la commissure labiale gauche est relevée à son tour, et tirée vers la gauche ; tout le côté gauche de la face, à son tour, prend part à cette déformation ; la tête elle-même, enfin, est fortement tournée vers la gauche. Le malade, à ce moment, est, depuis quelque temps, devenu inconscient. Alors les membres supérieurs se raidissent dans l'extension, le droit d'abord, puis le gauche. Les membres inférieurs, cependant, restent flasques ou du moins se raidissent très peu. Le mouvement de torsion vers la gauche, d'abord accusé à la face, ne tarde pas à se généraliser, et roulant sur lui-même, le malade se trouve bientôt couché sur le côté gauche. C'est alors que les convulsions cloniques remplacent les toniques. Les membres sont agités de vibrations fréquentes et de peu d'étendue. La face est le siège de secousses brusques, puis survient un relâchement complet sans stertor. Mais, en ce moment, le sujet semble tourmenté par des rêves pénibles. Il revoit sans doute mentalement la scène de sa lutte avec son camarade. « Canaille..., Prussien..., un coup de pierre..., il veut me tuer... ». Telles sont les paroles qu'il profère d'une façon parfaitement distincte. Puis, tout à coup, il change d'attitude ; on le voit, assis sur son lit, passer à diverses reprises sa main sur son membre inférieur, comme s'il cherchait à se débarrasser de quelque reptile qui, enlaçant sa jambe, ferait effort pour remonter le long de sa cuisse, et pendant ce temps, il parle du « ver solitaire ». La scène de Sceaux revient ensuite : « Je vais te tuer..., un coup de fusil..., tu vas voir. » Après cette période marquée par le délire et les attitudes passionnelles correspondantes, la période épileptoïde se reproduit spontanément, inaugurant ainsi une nouvelle attaque qui ne se distingue en rien de la première et qui peut être suivie de plusieurs autres. La pression des points hystérogènes peut, d'ailleurs, interrompre l'accès dans les diverses phases de son évolution. Au réveil, L... paraît étonné, comme stupide, et il assure ne se souvenir en rien de ce qui s'est passé.

Toutes les attaques, en assez grand nombre, tant spontanées que provoquées, dont nous avons été témoin, ont présenté exactement le même caractère. Toujours, nous avons vu se reproduire dans le même ordre, systématiquement et jusque dans les moindres détails, les divers incidents de la phase épileptoïde débutant par la langue et la face, tels qu'ils viennent d'être décrits en un mot, puis les scènes variées de la phase délirante.

Voilà, Messieurs, une attaque d'hystéro-épilepsie qui, par un côté, s'éloigne notablement du type classique. Dans la première période, en effet, nous voyons les accidents convulsifs reproduire jusqu'à l'imitation presque parfaite des symptômes de l'épilepsie partielle.

## CONCLUSIONS

L'hystérie peut simuler l'épilepsie jacksonienne. La névrose et le syndrome peuvent coexister sans aucune relation sur le même individu, le diagnostic différentiel présente alors quelque difficulté ; il n'existe pas de symptôme pathognomonique et seulement les considérations étiologiques et l'examen des signes plus particulièrement propres à chacune de ces deux névroses permettent de donner une solution.

# BIBLIOGRAPHIE

MAISONNEUVE. — Recherches et observations sur l'épilepsie. Paris, 1809, page 259.

ITARD. — Archives générales de médecine, page 403.

HUCHARD. — Concours médical, 1882, n° 29.

AXENFELD et HUCHARD. — Les névroses,1883, page 946.

LEGRAND DU SAULLE. — Société médico-psychologique. 29 oct. 1883.

CHARCOT. — Leçons sur les maladies du système nerveux, Tome II, page 287.

GILBERT-BALLET. — Société de psychologie. 25 juin 1883.

— Des attaques d'hystérie à forme d'épilepsie partielle (étude d'une nouvelle variété de mal épileptiforme), par les docteurs Ballet et Crespin. Archives de neurologie, 1884, n°ˢ 23 et 24.

— Progrès médical, 1884, n° 5.

— Attaque d'hystérie à forme d'épilepsie (monospasme facial). Gazette des hôpitaux, 1891.

— Société médicale des hôpitaux, 3 juillet 1891.

MILLIOTI. — Legioni cliniche del l'anno scolastico, 1882-84, sulle malattie del sistema nervoso, redatte del Dr Millioti. Milano, 1883.

SOUQUES. — Etudes des syndromes hystériques, simulateurs des maladies organiques de la moelle épinière. Thèse de Paris, 1883.

— Epilepsie partielle. Manuel de médecine de Debove et Achard, 1891.

NOGUÈS. — Hystérie à forme d'épilepsie partielle chez un garçon. Midi médical, 1892.

GHILARDUCCI. — Contribution au diagnostic différentiel entre l'hystérie et les maladies organiques du cerveau. Archives de neurologie, 1892 et 1893.

BARDOL. — De l'hystérie simulatrice des maladies organiques de
l'encéphale chez les enfants. Thèse de Paris, 1893.

GRASSET et RAUZIER. — Traité pratique des maladies du système nerveux, 1894, Tome I, page 292.

— Epilepsie jacksonienne. Traité de médecine de Brouardel et
Gilbert, 1902.

DUTIL. — Traité de médecine de Bouchard et Brissaud, 1894.

GILLES DE LA TOURETTE et JASNE. — Hystérie. Traité de médecine de
Brouardel et Gilbert, 1902.

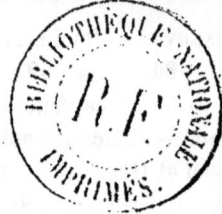

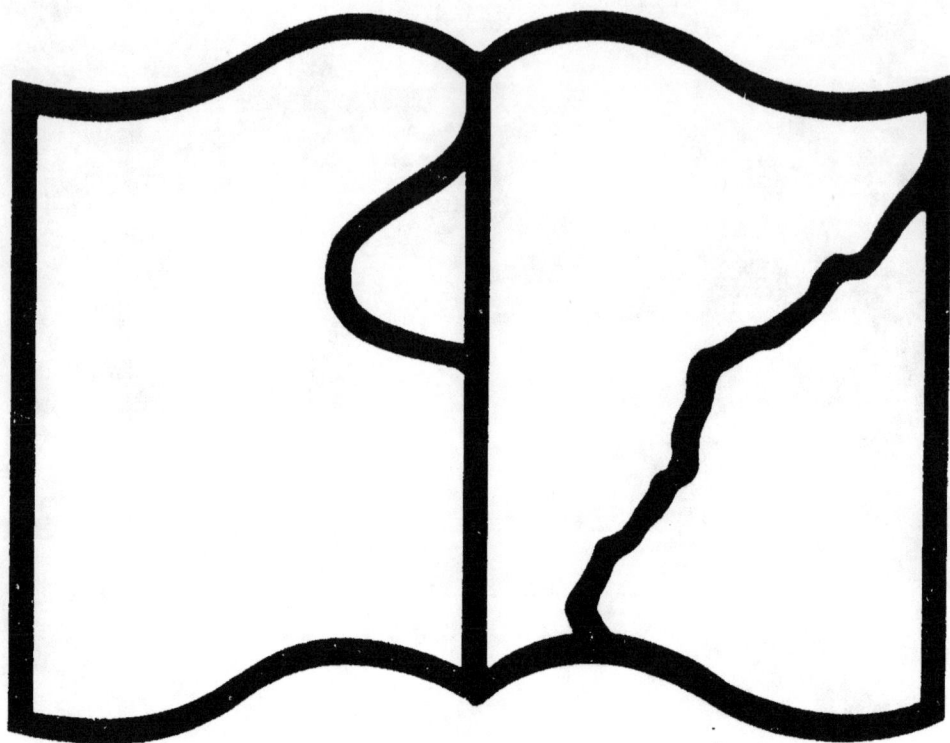

Texte détérioré — reliure défectueuse

**NF Z 43**-120-11

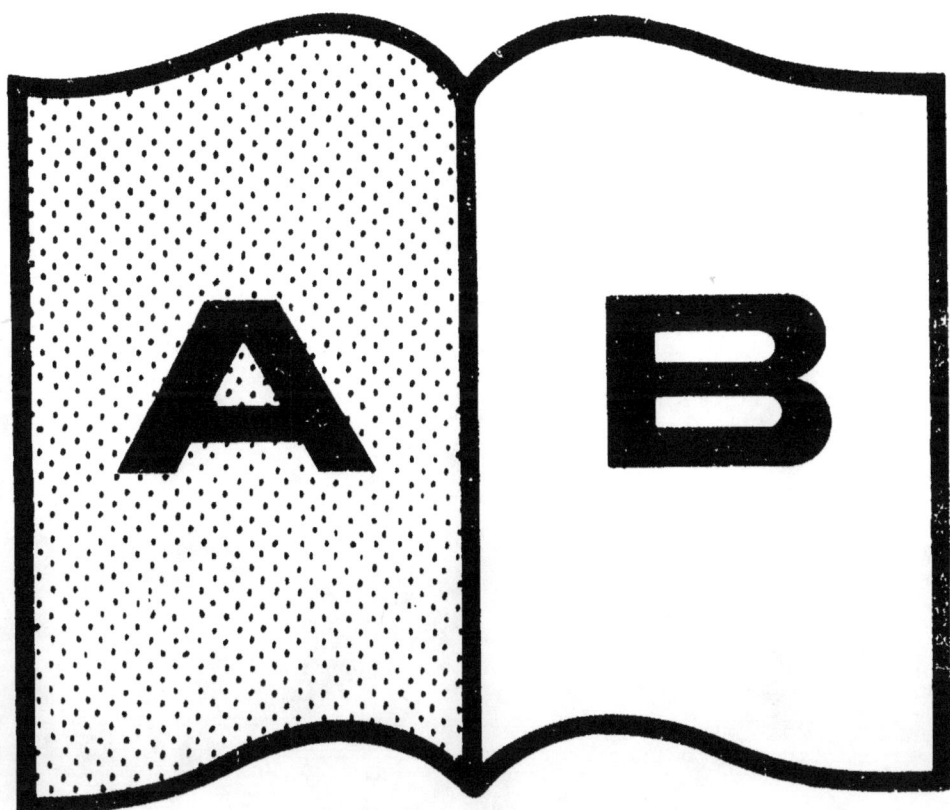

Contraste insuffisant

**NF Z 43**-120-14

* 9 7 8 2 0 1 9 5 8 4 7 1 9 *